Leonor Vargas
Brando Carpio

La Disfagia Bucofaríngea en Pacientes con Apoplejía Isquémica

Leonor Vargas
Brando Carpio

La Disfagia Bucofaríngea en Pacientes con Apoplejía Isquémica

Protocolo de intervención del terapeuta del lenguaje en pacientes con disfagia bucofaríngea con apoplejía isquémica

Editorial Académica Española

Publisher:
Editorial Académica Española
is a trademark of
International Book Market Service Ltd., member of OmniScriptum Publishing Group
17 Meldrum Street, Beau Bassin 71504, Mauritius

Printed at: see last page
ISBN: 978-620-0-38854-4

DEDICATORIA

Al forjador de mi camino, Dios el que me acompaña y siempre me levanta de mi continuo tropiezo.

 A mis Padres Juan y Alba por su apoyo y por ayudarme con los recursos necesarios para estudiar y de manera especial a la familia Rodríguez Herrera.

Brando Alberto Carpio Rodríguez

AGRADECIMIENTO

Soy un caminante de sueños, y en mi trayecto te puedo asegurar que he disfrutado, he sentido las angustias propias de los seres humanos, siempre he tenido el carácter de decidir hacia dónde quiero ir, algo muy propio de quienes este viaje llamado vida vamos construyendo con nuestras propias manos a lo que otros dejan al destino.

Gracias desde el fondo de mi corazón Dios, familia, padres y amigos. Gracias a la universidad y maestros que cada uno hizo parte de este proceso integral de formación. Gracias a la vida porque cada día me demuestra lo hermosa que es y lo justa que puede llegar a ser.

Brando Carpio Rodríguez

AGRADECIMIENTO

Dios, forjador de mi camino, siempre dirigiéndome por el sendero correcto, gracias por tu luz y tu guía en el destino de mi vida diaria. Por protegerme y acompañarme durante todo mi camino, por darme las fuerzas para superar todos mis obstáculos y dificultades a lo largo de toda mi vida.

A mi madre, la persona más importante de mi vida a quien amo, admiro y respeto, mi motivación, quien me ha dado todo lo que soy como persona, mis valores, mis principios, mi carácter, mi empeño, mi perseverancia, el coraje necesario para cumplir con todos y cada uno de mis sueños, porque sin ella a mi lado no hubiera sido posible este gran logro, que sin duda alguna en el trayecto de mi vida me ha demostrado su amor, corrigiendo mis faltas y celebrando mis triunfos.

A la gloriosa Universidad de Guayaquil, por acogerme en sus aulas en donde he aprendido mucho en estos años. A mi compañero de Tesis, Brando Carpio Rodríguez, uno de los mejores amigos que hice en el largo proceso de estudio.

Leonor del Rocío Vargas Junco

TABLA DE CONTENIDOS

Resumen

La propuesta es diseñar un protocolo de disfagia bucofaríngea en pacientes con apoplejía isquémica. La población de pacientes que padecen disfagia va en aumento mundialmente debido a los diferentes factores entre ellos la apoplejía isquémica, el cual es un trastorno poco estudiado, en Ecuador no existen estudios sobre la disfagia en pacientes en edad productiva. La deglución es un proceso neuromuscular de la cavidad bucofaríngea, cuyo objetivo es pasar el bolo alimenticio desde la boca hasta el estómago. En este proceso se distinguen tres fases en la deglución: la fase oral, la faríngea y la esofágica. Cualquier tipo de alteración en una de las fases de la deglución causa la disfagia o dificultad para deglutir saliva y alimentos que pueden llevar al paciente a desnutrición, deshidratación y neumonía por aspiración. Se realizó un estudio de campo, descriptivo y no experimental. Se aplicó el test de Evaluación de la deglución "GUSS". La recolección de información se tomó de encuestas realizadas a especialistas en deglución; donde la mayoría coincidió en que era necesaria la implementación de un protocolo de intervención para este tipo de pacientes. Esta investigación fue realizada con fines netamente científicos y académicos.

Palabras claves: Disfagia, bucofaríngea, apoplejía, isquémica

Abstract

The proposal is to design an protocol for patients with oropharyngeal dysphagia due to an ischemic stroke. The population of patients suffering from dysphagia is increasing worldwide due to the different factors, including ischemic stroke, which is a poorly studied disorder, in Ecuador there are no studies on dysphagia in patients of productive age. Swallowing is a neuromuscular process of the oropharyngeal cavity, whose goal is to pass the bolus from the mouth to the stomach. In this process there are three stages in swallowing: oral, pharyngeal and esophageal phases. Any type of alteration in one of the phases of swallowing causes dysphagia or difficulty in swallowing saliva and food that can lead the patient to malnutrition, dehydration and aspiration pneumonia. A field study, descriptive and non-experimental, was carried out. The collection of information was taken from surveys conducted to professionals specialized in swallowing and medical history, the Protocol for the Evaluation of Swallowing Vascular Brain Accident "GUSS" was applied, the independent variable is Ischemic Stroke and the dependent variable is dysphagia oropharyngeal, this research was carried out for purely scientific and academic purposes.

KEYWORDS: Dysphagia, oropharyngeal, stroke, ischemic

INTRODUCCIÓN

La disfagia bucofaríngea en pacientes con apoplejía isquémica, según la Organización mundial de la salud (OMS) en enero 2015. Citó Las enfermedades cardiovasculares (ECV) son un grupo de desórdenes del corazón y de los vasos sanguíneos. Los ataques al corazón y los accidentes vasculares cerebrales (AVC) suelen ser fenómenos agudos que se deben sobre todo a obstrucciones que impiden que la sangre fluya hacia el corazón o el cerebro. (OMS, 2015). Las Enfermedades Cerebro Vasculares son la principal causa de muerte en todo el mundo. Cada año mueren más personas por Enfermedad Cerebro Vascular que por cualquier otra causa.

En el Ecuador existen instituciones encargadas de la atención y elaboración de diversas ayudas técnicas para la intervención a este tipo de pacientes, pero hay algo que no se ha tomado en cuenta y se considera que es la pieza clave para que esta adquisición sea la indicada y la forma adecuada en que se debe usar, que esta se adopté a las necesidades del individuo desde un principio, cosa que no se cumple por falta de intervención en áreas críticas. La presente investigación tiene como propósito, la implementación de un abordaje de intervención terapéutico desde el Servicio de Medicina Física y Rehabilitación del Hospital de Especialidades Guayaquil Dr. Abel Gilbert Pontón. Donde este último periodo se observó un incremento considerable de pacientes que presentaron Apoplejía Isquémica lo que llamó mucho la atención que es una enfermedad que era considerada de los adultos mayores, se volvió común en personas jóvenes en etapas productiva y en pleno ejercicio de sus labores. Lo alarmante es que las lesiones por apoplejía dejan secuelas que si no son abordadas a tiempo provocan problemas al deglutir, como resultado de manifestaciones neurológicas impiden la incorporación del individuo en sus funciones de la vida cotidiana.

CAPÍTULO I

EL PROBLEMA

Planteamiento del problema

El protocolo de disfagia Bucofaríngea para mejorar las funciones del lenguaje en pacientes con apoplejía isquémica aplicado en el Servicio de Medicina Física y Rehabilitación del Hospital de Especialidades Guayaquil Dr. Abel Gilbert Pontón 2017 que es patente la deficiencia y la no recuperación de la comunicación del paciente en las áreas críticas en los Hospitales de tercer nivel.

Es fundamental dar una explicación, pero concordante y realista de las principales causas en estos casos la intervención de la Terapia del Lenguaje en áreas críticas carezca de importancia social; Se sabe, sin una adecuada deglución, el paciente tendrá complicaciones. Estas complicaciones pueden ser agudas o crónicas. Dentro de las complicaciones agudas se puede producir una aspiración de trozos de alimentos que puede causar una neumonía (neumonía por aspiración) y dentro de las complicaciones a largo plazo el paciente puede sufrir deshidratación y malnutrición si la disfagia se prolonga en el tiempo.

Hoy en día existe un elevado porcentaje de pacientes con disfagia producto de Enfermedades cerebrovascular que no tienen la posibilidad de deglutir sin ninguna complicación y lo que es más grave, sus familias no saben cómo afrontar, peor donde deben recurrir para obtener la ayuda necesaria y confrontar esta gran necesidad.

Este trabajo se desarrolló en el Hospital de Especialidades Guayaquil Dr. Abel Gilbert Pontón en el Servicio de Medicina Física y Rehabilitación, donde se intervienen a pacientes con disfagia bucofaríngea, los cuales se puede iniciar la intervención terapéutica a través de una interconsulta referida por el Médico responsable, ya sea desde las áreas de Emergencia, Hospitalización y Unidad de Cuidados Intensivos. Este trabajo de investigación tiene como finalidad llenar de conocimientos a distintos profesionales de la deglución y ligados a ellos de una u otra forma, estudiantes de la carrera y otras a fines, a la sociedad en general para que puedan conocer la gran ayuda que puede proporcionar esta profesión a las personas con afecciones en la deglución.

El diseño del protocolo enfocado en el Rol del terapeuta del lenguaje en áreas críticas en el Servicio de Medicina Física y Rehabilitación, para obtener mejores resultados en la atención, evaluación, diagnóstico y tratamiento en el paciente que presente Disfagia Bucofaríngea producto de una Enfermedad Cerebrovascular y optimizar la comunicación y lenguaje de los pacientes con dicha condición.

Formulación del problema y evaluación del problema

Una vez observado los componentes del problema de investigación, se procede a formular de la siguiente manera.

Formulación del problema

¿Cómo un Protocolo en Disfagia Bucofaríngea mejorará las funciones del lenguaje en pacientes con apoplejía isquémica aplicado en el Servicio de Medicina Física y rehabilitación en el Hospital de Especialidades Guayaquil Dr. Abel Gilbert Pontón?

Sistematización del problema

¿Cuáles serán los rasgos característicos de la atención del terapeuta del lenguaje en áreas críticas?

¿Cuáles serán la sintomatología que caracterizan a las personas con apoplejía isquémica con manifestación de disfagia bucofaríngea?

¿De qué manera un protocolo podrá mejorar el lenguaje y la comunicación en personas que presenta disfagia bucofaríngea producto de una apoplejía isquémica?

¿Cuáles son los profesionales que le servirá de ayuda tener un ordenamiento en la intervención del terapeuta del lenguaje?

Objetivos de la investigación

Objetivo general

- Analizar la Disfagia Bucofaríngea en pacientes con apoplejía isquémica mediante el test de "Guss" para el diseño de un protocolo de disfagia bucofaríngea en pacientes con apoplejía isquémica en el Servicio de Medicina Física y Rehabilitación del Hospital de Especialidades Guayaquil Dr. Abel Gilbert Pontón 2017.

Objetivos específicos

- Aplicar el test de Guss
- Identificar al paciente con Disfagia bucofaríngea.
- Diseñar un protocolo Disfagia bucofaríngea en pacientes con una apoplejía isquémica.

Justificación

Se debe realizar dicha investigación en esta institución debido a que no existe un protocolo del Terapeuta de Lenguaje en el cual los pacientes son atendidos desde las áreas de cuidados intensivos, hospitalización y emergencia, que en esta cobertura participa el Servicio de Medicina Física y Rehabilitación, es necesario diseñar un protocolo dirigido a profesionales que intervienen en pacientes con manifestaciones de disfagia bucofaríngea producto de enfermedad cerebrovascular servirá para fortalecer la atención, evaluación, diagnóstico y tratamiento tanto para los pacientes como a los profesionales ligados a los problemas de la deglución

De no hacerla se observarán deficiencias en la intervención del trabajo del profesional, mayores inconvenientes para los pacientes y su familia, al momento de realizar su alimentación oral básica de la vida diaria, ya que los pacientes pasan encamados y sin movilización por largos periodos de tiempo. Con la información generada en el presente estudio se diseña una propuesta de medidas que deben tomarse en la intervención y prevención para lo cual se debe agudizar la capacidad en base a la observación de campo; aplicación de métodos y estrategias para abordar con asertividad, las actividades relacionadas al quehacer profesional.

Este conjunto de indicaciones descriptas en el protocolo que ayudará a cualquier profesional en los trastornos de la comunicación y deglución a tener un ordenamiento en su atención como Terapeuta del lenguaje y sean estas direccionadas al paciente, familia y grupo social, tenientes a lograr la máxima recuperación, disminuyendo el déficit funcional, favoreciendo el auto valimiento, la aceptación de la discapacidad y la inserción social.

Delimitación del problema

Este estudio se llevará a cabo en un periodo de 4 meses, tiempo en el cual se procederá a evaluar los casos atendidos a pacientes que presenta apoplejía isquémica con disfagia bucofaríngea. El estudio se realizará en el Hospital de Especialidades Guayaquil Dr. Abel Gilbert Pontón, ubicado en la ciudad de Guayaquil – Provincia del Guayas (Ecuador).

Tabla 1 Delimitación del problema

Campo:	Ecosistema de salud
Área:	Salud- emergencia – hospitalización – unidad de cuidados intensivos
Aspectos:	Promoción

Fuente: Hospital de Especialidades Guayaquil. Abel Gilbert Pontón
Elaborado por: Leonor Vargas y Brando Carpio

Hipótesis

¿La disfagia bucofaríngea incide en la apoplejía isquémica en pacientes que presentan disfagia bucofaríngea en el Hospital de especialidades Guayaquil Dr.Abel Gilbert Pontón?

Variable dependiente

Disfagia bucofaríngea

Variable independiente

Apoplejía isquémica

OPERACIONALIZACIÓN DE LAS VARIABLES

Tabla 2 Operacionalización de variables

Variables	Concepto	Dimensiones	Indicadores
Apoplejía isquémica.	Las enfermedades cerebrovascular o apoplejías se definen como una deficiencia neurológica comprometiendo la oxigenación y la distribución de los nutrientes, lo cual puede ocasionar la muerte cerebral, atribuible a una causa vascular focal. Al producirse ECV el riego sanguíneo se puede interrumpe por el siguiente mecanismo. Apoplejía isquémica. La oclusión repentina de un vaso intracraneal reduce el flujo sanguíneo en la región encefálica que irriga. El daño cerebral adquirido puede ser irreparable y dejar secuelas graves, que repercutan de forma notable en la calidad de vida de los afectados. Cuyas manifestaciones en los procesos mentales como la percepción, atención, memoria, pensamientos y lenguaje.	Clasificación	-Clasificación y agentes de riesgo de causa vascular focal -Etiología -Localización de los síndromes vasculares más frecuentes -Rehabilitación de la apoplejía
Disfagia bucofaríngea	La disfagia, dificultad para deglutir, se refiere a anomalías en el tránsito de alimento o liquido de la boca a la laringofaringea o por el esófago. La disfagia de la fase bucal se relaciona con formación y control deficiente del bolo, por lo cual el alimento se retiene por tiempo prolongado en la cavidad bucal y puede escaparse de la boca. La disfagia de la fase faríngea se relaciona con retención de alimento en la faringe por deficiencia en la propulsión lingual o por obstrucción en el UES.	Deglución Disfagia bucofaríngea	-Disfagia -Fisiología de la deglución -Disfagia bucofaríngea -Evaluación de la disfagia bucofaríngea

Elaborado por: Leonor Vargas y Brando Carpio

CAPITULO II

MARCO TEÓRICO

Antecedentes de la investigación

El Hospital de Especialidades Guayaquil Dr. Abel Gilbert Pontón de la ciudad de Guayaquil en el Servicio de Medicina Física y Rehabilitación que comprende las áreas de; emergencia, hospitalización y unidad de cuidados intensivos dentro de estas áreas se atienden a personas con diferentes deficiencias y discapacidades por distintas causas, el Hospital brinda los servicios de Especialidades quirúrgicas, Especialidades clínicas, Unidad de apoyo de diagnóstico/terapéutico y Unidades críticas. Dicha unidad se encuentra con varias deficiencias de la comunicación y lenguaje producto de una Enfermedad Vascular Cerebral, entre las que resalta la Disfagia Bucofaríngea, cuya patología ha sido seleccionada para objeto de estudio debido a que compromete notablemente sus funciones deglutorias.

Los pacientes ingresados reciben los servicios de apoyo de diagnóstico y terapéutico requeridos previa evaluación de médico responsable, junto al médico fisiatra del área, pero en el proceso se encuentra que se puede obtener un mejor pronóstico en el periodo de recuperación del paciente, tanto así, que se lo puede intervenir con técnicas y métodos para prevenir en estas áreas críticas al paciente ingresado, desde un inicio y no pierdas sus funciones deglutorias. Se considera pacientes en etapa productiva que necesitan atención primaria para evitar que las secuelas sean menores a lo esperado.

En este proceso el Terapeuta del Lenguaje es también considerado un pilar importante, ya que será quien ponga el esfuerzo para que el paciente sea encaminado a un correcto proceso de recuperación. Se busca también que al momento de poner una ayuda técnica a un paciente no sea al azar, si no bajo los parámetros requeridos por el personal mismo.

Bases teóricas

Las enfermedades cerebrovascular o apoplejía es uno de los temas más relevantes de toda la neurología forma parte de una de las alteraciones más frecuentes y devastadoras: la apoplejía isquémica o hemorrágica. Dichos desórdenes vasculares alteran la irrigación sanguínea involucrando la oxigenación lo cual puede causar la muerte del tejido cerebral. A nivel global representa la segunda causa de muerte; en el 2011, 6.2 millones de fallecimientos concierne a ellos y solo en China su frecuencia aumentó el número de las cardiopatías.

El accidente cerebrovascular o la apoplejía es la razón de 12mil fallecimientos anuales, es un motivo importante de la incapacidad y su frecuencia se potencia con la edad, se concluye que el número de accidentes cerebrovasculares aumentara conforme se incremente la población de longevos; para el año 2030 la cifra de fallecimientos por apoplejía se multiplicará. Con respecto a la clínica del lenguaje diagnóstico y rehabilitación lo cual van a permitir realizar la prevención evaluación y diagnóstico del paciente desde un punto de vista integral e interdisciplinario. Como tal para apoyar la evaluación diagnóstico y rehabilitación del paciente con problema del habla, lenguaje, voz y deglución devolviendo una de las funciones más importante que tiene el ser humano como profesión autónoma que tiene como objeto de estudio la comunicación humana y sus desordenes permitiendo a través de la evaluación recuperación del paciente. Ya sea de forma parcial o definitiva como profesional está encargado en el proceso de intervención de las áreas ya antes mencionadas en todas las etapas de desarrollo del individuo con distintas patologías aplicando métodos de rehabilitación devolviendo su capacidad comunicativa dentro de los límites de la ciencia por lo menos darle una mejor calidad de vida la facultad del lenguaje se relación con todas las capacidades sensoriales y cognitivas.

El inicio de la intervención debe ser en la fase inicial, inmediata y con un seguimiento que va dirigido a identificar las siguientes alteraciones. Como déficit motor se caracteriza por la dificultad para ejecutar movimientos involuntarios y se manifiesta clínicamente como difusión en el orden motor, espasticidad sincinesias o contracciones acompañadas de cambios en la contracción muscular del predominio del hipo extensibilidad y retracciones corporales

Clasificación y agentes de riesgo de causa vascular focal.

Al producirse una apoplejía el riego sanguíneo se interrumpe por alguno de los siguientes mecanismos de lesiones vasculares

El evento isquémico.

Representa aproximadamente el 80 - 85% de los casos. Pueden ser focales (trombosis) consiste en la progresiva estenosis (estrechamiento) arterial o venoso causada por la acumulación de placas arterioscleróticas (depósito de grasa) en sus paredes. Las placas disminuyen la distribución de sangre de la zona irrigada por la arteria afectada llegando incluso a una oclusión total. Difusas (embolia) es la oclusión de un vaso sanguíneo por un embolo (coagulo de sangre, burbujas de aire o cumulo de bacterias), el cual viaja a lo largo del sistema arterial hasta llegar a un zona estrecha donde provoca la interrupción del flujo sanguíneo

Evento hemorrágico

Representa aproximadamente el 15 – 20 % de los casos. Al producirse una ruptura arterial se altera la irrigación sanguínea normal, la sangre se esparce sobre el tejido cerebral y produce un aumento en la presión intracraneal. Las hemorragias cerebrales son resultado de alteraciones tales como hipertensión arterial, (el principal factor asociado 50 – 70 % de los casos), malformación vasculares y ruptura de aneurismas (dilatación de las paredes arteriales causada por el debilitamiento de la misma y por la presión sanguínea.)

Clasificación

La apoplejía isquémica se clasifica en, Accidente isquémico transitorio: duración menor de 24 horas Ictus o stroke: dura más de 24 horas causado por la disminución de flujo sanguíneo en una zona vascular. Ictus progresivo: déficit de instauración súbita que fluctúa mientras el paciente permanece bajo observación

Etiología

Infarto aterotrombótico. La ateromatosis de grandes vasos extra craneales es la principal causa de ictus isquémico. Infarto cardioembolico. Estos cuadros embólicos se presenta con el déficit completo desde inicio. Constituyen aproximadamente un 20% de los accidentes de tipo isquémico, siendo la causa más frecuente la fibrilación auricular. Aumento del tamaño ventricular izquierdo, foramen oval permeable y aneurismas ventriculares. Es importante saber que los accidentes cerebrovasculares isquémicos embolico suelen producirse en la zona de la arteria cerebral anterior. Se desarrollan con un déficit completo desde el inicio y tienen mayor riesgo de transformación en hemorrágicos. Infarto lacunar. Secundario a artropatía o lipohialinosis de las pequeñas arterias perforantes. Los infartos lacunares representan el 20% de toda la patología vascular.

Localización de los síndromes vasculares más frecuentes.

Arteria carótida interna:

- o Perdida unilateral de la visión indolora.
- o En el fondo del ojo pueden observarse en ocasiones émbolos de colesterol en vasos retinianos.

Arteria cerebral anterior:

- o Hemiparesia y hemihipoestesia contralaterales de predominio crural.
- o Disminución de la actividad psicomotor y del lenguaje espontaneo secundario afectación de áreas pre frontal.
- o Reflejo de presión, succión y rigidez para tónica por lesión de las áreas motoras suplementarias frontales.
- o Apraxia de la marcha y a veces, incontinencia urinaria por afectación del lóbulo frontal para sagital en lesiones bilaterales.

Arteria cerebral media

- o Hemiparesia y hemihipoestesia contralaterales de predominio Facio braquial.
- o Hemianopsia homónima contralateral.
- o Afasia de broca, Wernicke o global, dependiendo de la localización y extensión de la afectación en lesiones del hemisferio dominante.

Arteria coroidea anterior

- o Hemiparesia y hemihipoestesia contralaterales, incluyendo la cara, a veces hemianopsia, contralateral homónima.

Arteria cerebral posterior

- o Por lesión occipital, da lugar a hemianopsia, contralateral que suele respetar la visión muscula.
- o Los reflejos pupilares están conservados, implica a veces alexia y acalculia.
- o Es fundamental conocer los tipos de accidente cerebrovasculares, los métodos, diagnósticos, el tratamiento en fase aguda y la profilaxis.
- o La definición es clínica y para reforzar el diagnostico se utilizaran los resultados de varios estudios.
- o Las manifestaciones clínicas de la apoplejía son muy variables por lo complejo de la vasculatura encefálica

Rehabilitación de la apoplejía

La rehabilitación en las deficiencias del lenguaje es un proceso duradero en la mayoría de los casos complejo y para nada sencillo pero muy satisfactorio y efectivo que se sigue con compromiso y disciplina. La satisfacción no solo es para el profesional que es nuestra mejor ganancia, si no para los familiares, ya que el mejorar las deficiencias del lenguaje le permitirá al individuo existir socialmente y por ende desarrollarse como ser humano.

Para muchos de nosotros las funciones que comprenden el lenguaje nos parece un acto sencillo y es cierto porque al adquirir sin ninguna dificultad, se pueden realizar dichas actividades de manera automática   (sin embargo implica actividades neurocognitivas) y la mayor parte de las cosas automáticas no le otorgamos suficiente valor social, porque sabemos que se debe cumplir o ejecutar Producto de una lesión neurológica, se pierden o alteran están importantes capacidad, quedando limitada su comunicación interpersonal e intrapersonal. Puesto por todo ello, y más se considera a la rehabilitación la parte más importancia de la Terapia del lenguaje ya que en muchos casos este proceso rompe esquemas en las "posibles" probabilidades de recuperación (pronóstico); sin embargo, nunca se debe dar a las familias falsas esperanzas de recuperación.

La atención dentro de unidades integrales y especializadas en accidentes cerebrovasculares (apoplejía) seguida de rehabilitación mejora los resultados neurológicos y reduce la mortalidad (Wade , Harrison, 2016, p. 2563).

Los autores expresan que el apoyo y la atención en las áreas multidisciplinarias especializadas y una adecuada rehabilitación mejorará notablemente los resultados y gracias a esto reducirá los pacientes fallecidos. Considerando que no es ideal dar un diagnóstico de posible recuperación, tampoco se debe cerrar la posibilidad de que ocurra la misma. Esto se fundamenta con la terapia miofuncional, que de acuerdo con las últimas investigaciones se hace evidente en muchos casos la recuperación de las funciones. La función cerebral a pesar de ser profundamente estudiadas a diario y por años, sigue siendo desconocida. Existen casos inexplicables rompen los esquemas médicos y terapéuticos que obligan a cambiar el enfoque absolutistas en cuanto a pronósticos a ciertos casos. Esto no quiere decir, que siempre se logrará una recuperación completa del paciente y así dar esperanzas fantasiosas al familiar ya que hay casos y casos.

La rehabilitación correcta, del paciente que ha sufrido una apoplejía comprende la aplicación temprana de fisioterapia, terapia ocupacional (ergoterapia) y terapia foniátrica. Es importante enseñar al enfermo y a sus familiares todo lo referente a la deficiencia neurológica; la manera de evitar las complicaciones de la inmovilidad (como neumonía, DTV y embolia pulmonar, ulceras de decúbito y contracturas musculares), y brindar apoyo y orientación para superar las deficiencias" (Wade S, Harrison, 2016, p. 2563).

Los autores expresaron que lo importante es hacer tomar conciencia a la familia, su involucración y compromiso en la rehabilitación, dando consejos y sugerencias ya que ellos serán nuestros aliados para obtener resultados con el paciente y que la rehabilitación sea más óptima en el proceso de intervención del equipo multidisciplinario.

Disfagia

La dificultad para deglutir, se refiere anomalías en el paso de los alimentos o líquidos de la boca a la faringe o por el esófago. Como consecuencia de la disfagia puede producirse penetración de material alimenticio en vías diferentes a la digestiva provocando, en ocasiones, episodios francos de aspiración traqueal o bronquial (por paso de agua o alimentos a la tráquea y bronquios) o aspiraciones silentes (penetración de saliva o comida por debajo de las cuerdas vocales no acompañada de tos ni de otros signos observables de dificultad deglutoria.

(Rodriguez, 2015, p. 45)

Una disfagia puede afectar la nutrición, complicaciones como neumonía, deshidratación y obstrucción de las vías áreas. Su prevalencia en la población general es de un 6-9% y aumenta progresivamente con la edad, llegando a afectar a un 60% de los pacientes adultos mayor.

Este trastorno de la deglución bucofaríngea tiene consecuencias sociales, económicas y una significativa morbimortalidad. Definición de términos adicionales referentes a la disfunción de la deglución. Afagia. Obstrucción esofágica completa. Odinofagia. La deglución dolorosa. Fagofobia. Temor a deglutir. El manejo de los pacientes con disfagia oro faríngeo es multidisciplinario: Medico Otorrinolaringólogo, Fonoaudiólogo, Nutricionista, Medico Fisiatra, Radiólogo, Terapeuta Ocupacional y Enfermera.

Fisiología de la deglución

La deglución es proceso de cuatro fases: preparación oral: en esta etapa se prepara el bolo alimenticio, con ayuda de la masticación y de la mezcla con saliva. Duración variable y es voluntaria.

Oral: se produce la elevación de la lengua y el bolo es propulsado hacia posterior. Tiene una duración de un segundo y es de control voluntario.

Faríngea: elevación de velo paladar, apertura del esfínter esofágico superior (EES), cierre de la glotis y ascenso laríngeo, propulsión lingual y contracción faríngea. Toda esta acción dura hasta un segundo y es involuntaria.

Esofágica: las ondas peristálticas y la apertura del esfínter esofágico inferior (EEI) permiten que el bolo alcance el estómago. Tiene un tiempo de 6 y 8 segundos.

La disfagia causada por un bolo de tamaño excesivo o un estrechamiento de la luz se llama disfagia estructural, mientras que la causada por anomalías peristálticas o relajación anormal del esfínter después de la deglución se denomina disfagia propulsora o motora. (Hirano, 2016, p. 297)

Los autores señalan que existen dos causas por anomalías, una por un bolo de tamaño excesivo, llamada disfagia estructural y la otra por causas de anomalías peristálticas del esfínter después de la deglución se denomina disfagia motora.

La deglución produce actividad a nivel de los ganglios basales, tálamo, cerebelo y cápsula interna. Si bien la deglución es concebida como un acto motor voluntario mayormente del tronco encefálico, la corteza cerebral también juega un rol fundamental en la deglución, la participación de la corteza cerebral en la regulación de la deglución es bilateral y multifocal, las áreas corticales más comúnmente implicadas en esta función corresponden a la corteza sensoriomotora, prefrontal, cingulada anterior, insular, parieto – occipital y temporal. (González, 2012, p. 340)

La musculatura de la cavidad bucal, la faringe, EES y la porción cervical del esófago es estriada y esta inervada por las neuronas motoras inferiores que viajan en los nervios craneales.

Disfagia bucofaríngea

La disfagia bucofaríngea puede tener causas neurológicas, musculares, infecciosas y metabólicas. La disfagia neurógena, resultado de apoplejías, es una fuente importante de morbilidad relacionada con aspiración y desnutrición. Los núcleos bulbares inervan de forma directa la bucofaríngea.

Como características de la disfagia bucofaríngea, sialorrea, regurgitación nasal, lentitud en iniciar la deglución y tos al deglutir (eventualmente con sensación de ahogo), disfonías y disartria, pudiendo asociarse a síntomas neurológicos y halitosis.

Evaluación de la disfagia bucofaríngea

Es una exploración clínica de las fases pre-oral y faríngea de la deglución. Tiene como objetivos del estudio de los pacientes con disfagia es determinar la eficacia y seguridad de la deglución.

En la exploración física deben buscarse signos de parálisis bulbar o seudobulbar, como disartria, disfonía, atrofia lingual y sacudida hiperactiva de la mandíbula, además de evidencia de enfermedad neuromuscular generalizada.

MARCO CONTEXTUAL

El Hospital Guayaquil, fundado el 7 de octubre de 1973 en el Suburbio de esta ciudad por el Señor General de División Guillermo Rodríguez Lara, Presidente de la República, y el Ministro de Salud, Dr. Raúl Maldonado Mejía, quienes nombraron como Director Hospitalario al Dr. Eduardo Iglesias Espinel.

La atención en el Hospital de especialidades Guayaquil Dr. Abel Gilbert Pontón es de lunes a viernes. Nuestra área de investigación de campo será Medicina Física y Rehabilitación incluyendo el protocolo del Terapeuta de Lenguaje en Áreas críticas. El área de Servicio de

Medicina Física y Rehabilitación ofrece una importante gama de terapias para que contribuyan con la recuperación de una manera oportuna y profesional. El tratamiento se realiza mediante técnicas especiales de ejercicios y de otros medios físicos que se requiera para la rehabilitación o recuperación del paciente como, electro estimulación, lesiones del aparato músculo esquelético, amputaciones, recuperaciones postoperatorias de traumatología y ortopedia. El área de Servicio de Medicina Física y Rehabilitación ofrece un abordaje diagnóstico, preventivo y terapéutico integral a pacientes ingresados.

Misión:

Prestar servicios de salud con calidad y calidez en el ámbito de la asistencia especializada, a través de su cartera de servicios; cumpliendo con la responsabilidad de promoción, prevención, rehabilitación, recuperación de la Salud Integral, docencia e investigación conforme a las políticas del Ministerio de Salud Pública y el trabajo en red, en el marco de la justicia y equidad social.

Visión

Ser reconocidos por la ciudadanía como hospitales accesibles, que prestan una atención de calidad que satisface las necesidades y expectativas de la población bajo principios fundamentales de la salud pública y bioética, utilizando la tecnología y los recursos públicos de forma eficiente y transparente.

Marco conceptual

Hipertensión: la hipertensión arterial o presión alta se trata de un incremento anormal de la presión de la sangre en la gran circulación. En máxima presión recibe el nombre de sistólica, y la mínima se denomina presión diastólica. Esta elevación de la presión arterial tiende a consecuencia de afectación a la presión máxima, mínima o ambas, esta elevación puede ser breve o transitoria, prolongada o permanente

Hemorragia: la hemorragia subaracnoidea (HSA) es el subtipo de ictus menos frecuente pero es el que cualitativamente mayor morbimortalidad produce. La carga sociosanitaria que representa es aún más pesada dado que incide en un porcentaje relevante de los casos sobre personas jóvenes, previamente sanas y completamente independientes.

Arterioesclerosis: arteriosclerosis, trastorno que incluye engrosamiento, pérdida de elasticidad de paredes arterial. La aterosclerosis, la forma más frecuente, es la más grave y clínicamente relevante porque causa enfermedad coronaria y cerebrovascular.

Odinofagía:. Dolor durante el proceso de la deglución. Empezando desde leve dolor hasta extremo dolor, referido como una puñalada hacia la espalda que impide la deglución de la propia saliva

Coágulo: los coágulos sanguíneos son masas semisólidas de sangre que pueden permanecer estacionarias (trombosis) y bloquear el flujo sanguíneo, o desprenderse (embolia) y viajar a varias partes del cuerpo. Los coágulos sanguíneos pueden poner su vida en peligro dependiendo de la ubicación y gravedad del coagulo

Aneurismas: un aneurisma es una dilatación focal de la pared vascular, la cual se observa de forma más frecuente como una saliente parecida a un globo, o como un segmento arterial alongado, dilatado y tortuoso, debido a su ubicación en el espacio subaracnoideo, la ruptura del aneurisma es la causa más común de hemorragia subaracnoidea de tipo no traumática, la cual representa alta mortalidad

Aspiración-: Consecuencia de la inhalación de un alimento, liquido, saliva o vómito directo a las vías respiratorias, bajo las cuerdas vocales.

Embolia, obstrucción de una vena o una arteria producida por un émbolo (coágulo sanguíneo, burbuja de aire, gota de grasa, cúmulo de bacterias, células tumorales, etc.)

Esófago: es una parte del aparato digestivo de los seres humanos formada por un tubo muscular de unos 25 centímetros, que comunica la faringe con el estómago. Se extiende desde la sexta o séptima vértebra cervical hasta la undécima vértebra torácica. A través del mismo pasan los alimentos desde la faringe al estómago.

Infarto lacunar: es un tipo de accidente cerebrovascular en el que se bloquea el flujo de sangre en un grupo de arterias muy pequeñas del interior del cerebro, principalmente aquellas que suministran sangre a zonas profundas de éste. En este tipo de infartos, las lesiones tienen de 2 a 20 mm de diámetro

MARCO LEGAL

Régimen del buen vivir

Capitulo primero: inclusión y equidad

Sección octava: ciencia, tecnología, innovación y saberes ancestrales

Art. 385.- El sistema nacional de ciencia, tecnología, innovación y saberes ancestrales, en el marco del respeto al ambiente, la naturaleza, la vida, las culturas y la soberanía, tendrá como finalidad: 1. Generar, adaptar y difundir conocimientos científicos y tecnológicos. 2. Recuperar, fortalecer y potenciar los saberes ancestrales. 3. Desarrollar tecnologías e innovaciones que impulsen la producción nacional, eleven la eficiencia y productividad, mejoren la calidad de vida y contribuyan a la realización del buen vivir.

Este artículo de la constitución se trata sobre la libre investigación y difusión de conocimientos en este caso con nuestro trabajo de titulación podemos hacer uso de libre investigación y libre difusión para fortalecer conocimientos en esta área de terapia del lenguaje

Título II

Capitulo segundo

Derechos del buen vivir

Art. 32. La salud es un derecho que garantiza el Estado, cuya realización se vincula al ejercicio de otros derechos, entre ellos el derecho al agua, la alimentación, la educación, la cultura física, el trabajo, la seguridad social, los ambientes sanos y otros que sustentan el buen vivir. El Estado garantizará este derecho mediante políticas económicas, sociales, culturales, educativas, y ambientales, y el acceso permanente, oportuno y sin exclusión a programas, acciones y servicios de promoción y atención integral de la salud, salud sexual y salud reproductiva. La prestación de los servicios de salud se regirá por los principios de equidad, universalidad, solidaridad, interculturalidad, calidad, eficiencia, eficacia, precaución y bioética, con enfoque de género y generacional.

Este artículo de la constitución quiere decir que la salud es un derecho de todos los ecuatorianos y todos los ciudadanos tienen derecho al acceso libre de este servicio como otros principios por ejemplo, educación trabajo, seguridad social y alimentación.

Capítulo tercero

Sección séptima

Personas con enfermedades catastróficas

Derechos de las personas y grupos de atención prioritaria

Art. 50.- El Estado garantizará a toda persona que sufra de enfermedades catastróficas o de alta complejidad el derecho a la atención especializada y gratuita en todos los niveles, de manera oportuna y preferente.

Este artículo de la constitución quiere decir que el estado ecuatoriano garantiza que toda persona que necesite atención por su estado de salud catastrófico recibirá atención gratuita y especializada oportuna.

TITULO VII

Régimen del buen vivir

Sección segunda

Salud

Art. 359.- El sistema nacional de salud comprenderá las instituciones, programas, políticas, recursos, acciones y actores en salud; abarcará todas las dimensiones del derecho a la salud; garantizará la promoción, prevención, recuperación y rehabilitación en todos los niveles; y propiciará la participación ciudadana y el control social.

Este artículo de la constitución quiere decir que el estado con ayuda de programas, recursos y personas especializadas en la salud podrán garantizar la prevención, recuperación y rehabilitación en los diferentes ámbitos de la salud en todos los niveles.

Art. 362.- La atención de salud como servicio público se prestará a través de las entidades estatales, privadas, autónomas, comunitarias y aquellas que ejerzan las medicinas ancestrales alternativas y complementarias. Los servicios de salud serán seguros, de calidad y calidez, y garantizarán el consentimiento informado, el acceso a la información y la confidencialidad de la información de los pacientes. Los servicios públicos estatales de salud serán universales y gratuitos en todos los niveles de atención y comprenderán los procedimientos de diagnóstico, tratamiento, medicamentos y rehabilitación necesarios.

Este artículo de la constitución se refiere a que todo ciudadano ecuatoriano que requiera atención de salud puede estar seguro de que se garantiza su diagnóstico rehabilitación y tratamiento confidencial.

Art. 365.- Por ningún motivo los establecimientos públicos o privados ni los profesionales de la salud negarán la atención de emergencia. Dicha negativa se sancionará de acuerdo con la ley. Este artículo de la constitución se refiere a que toda institución pública y privada o profesional de la salud que se niegue a atender de emergencia a cualquier ciudadano será sancionado fuertemente por la ley.

CAPÍTULO III

METODOLOGÍA DE LA INVESTIGACIÓN

Se realizó un estudio descriptivo, no experimental, donde se usó métodos como la observación y la comunicación como técnicas y resultados experimentales que ayudo al investigador guiarse de forma eficaz. La recolección de la información se tomó de la historia clínica y se aplicó el Protocolo de Evaluación de la Deglución post Accidente Cerebro Vascular "GUSS".

Es importante para el estudiante y para el profesional, esta forma parte del proceso al ser profesional: antes, durante y después de lograr la profesión. La importancia de armarnos de herramientas a nivel cognitivo basado en procedimientos de investigación y métodos a utilizarse para la realización de este proceso

Investigación descriptiva

El diseño de esta investigación es de tipo descriptiva y de corte longitudinal a que se da en dos tiempos. Evaluación inicial y final, donde es describirá el origen y las causas de la producción de dicha lesión a nivel del cerebro y se explicara el procedimiento a realizarse para educar a los usuarios que padecen este problema de la deglución adquirido llamado disfagia bucofaríngea, describiendo las manifestaciones que presenta el paciente En su texto definió a "la investigación como una actividad encaminada a la solución de problemas. Su objetivo consiste en hallar respuestas a preguntas empleando procesos científicos". EL PROYECTO DE FIDIAS ARIAS (Bervian, 2015, p. 41). El autor expresó acerca de las vías que conducen a la investigación para la solución de problemas y la meta principal que es encontrar respuestas a las incógnitas establecidas

Tipos de investigación

Investigación bibliográfica documental y de campo debido a que la recopilación de datos de diferentes autores, en libros, revistas científicas y documentales bibliográficos y bibliotecas virtuales. Se basa en el estudio de la dificultad, que provoca la disfagia bucofaríngea, la causa y consecuencias que conlleva dicho diagnóstico.

Baena (2016) mencionó que en el siguiente texto" la investigación documental es una técnica que consiste en la selección y recopilación de información por medio de lectura y critica de documentos y materiales bibliográficos, de bibliotecas hemerotecas, centros de documentación información. Garza (2014) presenta una definición más específica de la investigación documental." (p 72)

El autor indica que en la investigación siempre es necesaria la recolección y selección de datos haciendo énfasis en la lectura. Ser selectivos al escoger todos los elementos bibliográficos

Investigación de campo

Este trabajo se realizará bajo la investigación de campo debido a que se aplicaran estrategias metodologías en la rehabilitación en terapia de lenguaje a personas con este daño que provoca la dificultad en la deglución como es al disfagia provocada por la apoplejía isquémica. Esto quiere decir que nos enfocaremos en el trabajo realizado de forma colectiva y dichos resultados se verán reflejados independientemente de cada caso.

Investigación Cuantitativa

Esta investigación es de tipo cuantitativo porque se realizaran encuestas y test a los pacientes que son objetos de este estudio, cuyos resultados podrán ver reflejados por medio de distintas técnicas de ayuda como son tablas dinámicas y gráficos estadísticos.

El conflicto metodológico planteado entre los paradigmas cuantitativo no contribuye una discrepancia reciente, por lo contrario, el enfrentamiento que permanece en la actualidad tiene su origen en el siglo pasado (siglo XIX) y hasta los momentos la literatura refleja puntos de análisis diferentes citados por Lidia Gutiérrez, "sugieren que el paradigma cuantitativo se nutre de los supuestos filosóficos del realismo, racionalismo, positivismo y de la epistemología científica de Comte y el Circulo de Viena. (Sant Anna y Smith, 1983, p. 11)

Lo que citaron los autores es que la Investigación Cuantitativa parte de un supuesto que a su vez va tomando forma cuando encontramos los recursos literarios que nos permitieron profundizar en nuestra investigación partiendo del racionalismo.

Población

Una población está determinada por sus características definitorias. Por lo tanto, el conjunto de elementos que posee esta característica se denomina población o universo. Población es la totalidad del fenómeno a estudiar, donde las unidades de población poseen una característica común, la que se estudia y da origen a los datos de la investigación.

La población es el conjunto de todos los individuos a los que se desea hacer extensivo los resultados de la investigación. La definición y la delimitación clara de la población permitirá concretar el alcance de una investigación La población está compuesta por el conjunto de personas sobre el que se está interesado en obtener conclusiones que se encuentran en un entorno de espacio temporal, normalmente es un grupo demasiado amplio para abarcarlo completamente.

Tabla 3 Población

Ítem	Profesionales	Número	Porcentaje
1	Profesionales responsables del área de Medicina Física y Rehabilitación y Profesionales responsables del Área Critica del Hospital de especialidades Guayaquil Abel Gilbert Pontón	10	50%
2	Pacientes con manifestación de disfagia bucofaríngea	10	50%
	Total	20	100%

Fuente: Hospital de Especialidades Guayaquil. Abel Gilbert Pontón
Elaborado por: Leonor Vargas y Brando Carpio

Figura 1

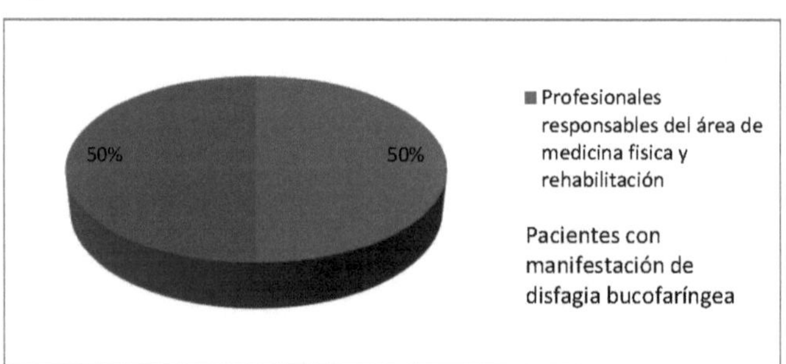

Fuente: Hospital de especialidades Guayaquil Abel Gilbert Pontón.
Elaborado por: Leonor Vargas y Brando Carpio.

Análisis e interpretación de resultados

En el siguiente cuadro revela la población de profesionales responsables del área de Medicina Física y Rehabilitación y los profesionales responsables del área Critica del

Hospital de especialidades Guayaquil Abel Gilbert Pontón que son 10 que corresponde al 50% y los pacientes con manifestación de disfagia bucofaríngea que es un total de 10 correspondiente al 50% dando así el 100% de la población.

Muestra

La muestra es un conjunto de personas que son representativas a una determinada población y que se toma para estudiar o determinar las características del grupo. Una muestra es una parte, más o menos grande, pero representativa de una población, cuyas características deben ser lo más aproximada posible.

Tabla 4 Muestra

Ítem	Especialistas	Numero	Porcentaje
1	Profesionales responsables del área de Medicina Física y Rehabilitación y Profesionales responsables del Área Critica del Hospital de especialidades Guayaquil Abel Gilbert Pontón	10	50%
2	Pacientes con manifestación de disfagia bucofaríngea	10	50%
	Total	20	100%

Fuente: Hospital de Especialidades Guayaquil. Abel Gilbert Pontón

Figura 2 Muestra

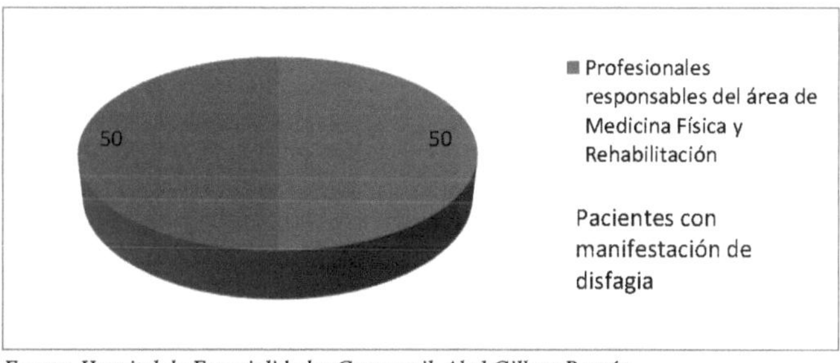

Fuente: Hospital de Especialidades Guayaquil. Abel Gilbert Pontón

Análisis e interpretación de resultados

En el siguiente cuadro revela la muestra de profesionales responsables del área de Medicina Física y Rehabilitación y los profesionales responsables del área Critica del

Hospital de especialidades Guayaquil Abel Gilbert Pontón que son 10 que corresponde al 50% y los pacientes con manifestación de disfagia bucofaríngea que es un total de 10 correspondiente al 50% dando así el 100% de la muestra.

La encuesta

Es a través de ella que se puede seleccionar y comprobar si la población o muestra que se desea investigar cumple con los requisitos de la problemática, no se puede aplicar un estudio en una muestra donde no exista ningún porcentaje dado para la investigación como el caso de La Apoplejía isquémica en pacientes con Disfagia Bucofaríngea. La investigación por encuesta se caracteriza por la recopilación de datos dirigidos con el propósito de averiguar hechos, opiniones o actitudes, la investigación por encuesta es un método de colección de datos en los cuales se definen específicamente grupos de individuos que dan por respuesta un número de preguntas específicas. Al momento de ejecutarse debe ser por vía oral o escrita, y son dirigidos con el propósito de averiguar la causa y consecuencia del problema.

Criterios de inclusión y exclusión

Tabla 5 criterios de inclusión y exclusión

Inclusión	Exclusión
- Pacientes en etapa productiva que presenten disfagia bucofaríngea - pacientes que presenten déficit en la deglución. -	- Pacientes ingresados con problemas traumatólogos - Pacientes con estadios donde haya patologías asociadas que ocasionen complicaciones con el manejo del paciente, aquellos que no exista un compromiso del cuidador de por medio - Pacientes con alteraciones cognitivas

Fuente: *Hospital de especialidades Guayaquil. Abel Gilbert Pontón*
Elaborado por: Leonor Vargas Junco y Brando Capio Rodríguez

ENCUESTAS REALIZADAS A LOS ESPECIALISTAS

1 ¿Qué tan importante cree usted que es el rol del Terapeuta del Lenguaje en el Servicio de Medicina Física y Rehabilitación?

Tabla 6 Porcentajes de pregunta 1

Ítem	Parámetros	Número	Porcentaje
5	Necesario	4	40%
4	Muy importante	5	50%
3	Importante	1	10%
2	Poco importante	0	0%
1	No es necesario	0	0%
	Total	10	100%

Elaborado por: Leonor Vargas – Brando Carpio
Fuente: Hospital de especialidades Guayaquil

Figura 3 Porcentaje pregunta 1

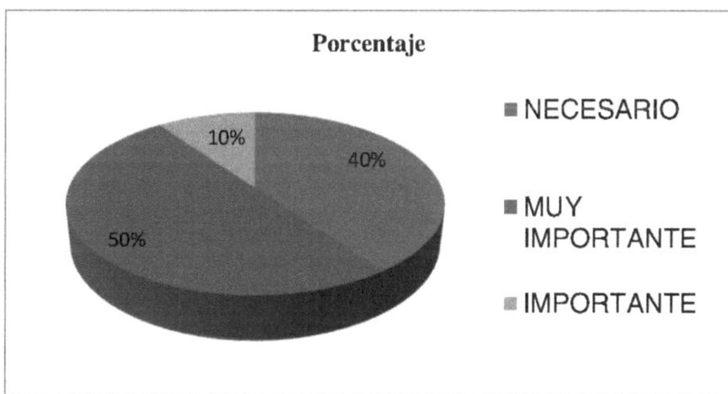

Elaborado por: Leonor Vargas – Brando Carpio
Fuente: Hospital de especialidades Guayaquil

Análisis e interpretación de resultados

En el siguiente grafico se tiene los porcentajes de las encuestas realizadas a profesionales en donde se refleja que para el 40% de ellos piensa que es necesario, el 50% de los profesionales encuestados piensa que es muy importante. El otro 10% cree que es importante, dando así el 100% de los encuestados

2¿Cuál es su criterio frente a la función que tiene el Terapeuta del Lenguaje en la disfagia bucofaríngea?

Tabla 7 Pregunta 2

Ítem	Parámetros	Número	Porcentaje
5	Necesario	4	40%
4	Muy importante	5	50%
3	Importante	1	10%
2	Poco importante	0	0%
1	No es necesario	0	0%
	Total	10	100%

Elaborado por: Leonor Vargas – Brando Carpio

Fuente: Hospital de especialidades Guayaquil

Figura 4 Porcentaje pregunta 2

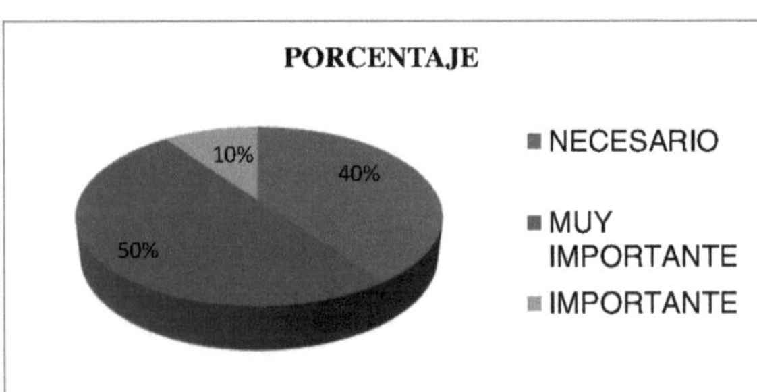

Elaborado por: Leonor Vargas – Brando Carpio
Fuente: Hospital de especialidades Guayaquil

Análisis e interpretación de resultados

El 40% de ellos piensa que es necesario en su criterio la función que tiene el terapeuta del lenguaje en la disfagia bucofaríngea, sin embargo el 50% de los profesionales encuestados piensa que es muy importante. El otro 10% cree que es importante el rol del terapeuta del lenguaje, dando así el 100% de los encuestados

3 ¿Qué tan relevante es la posible ayuda que le puede servir el protocolo de disfagia bucofaríngea en pacientes ingresados con antecedentes de apoplejía isquémica?

Tabla 8 pregunta 3

Ítem	Parámetro	Número	Porcentaje
5	Necesario	4	40%
4	Muy importante	4	40%
3	Importante	2	20%
2	Poco importante	0	0%
1	No es necesario	0	0%
	Total	10	100%

Elaborado por: Leonor Vargas – Brando Carpio
Fuente: Hospital de especialidades Guayaquil

Figura 5 Porcentaje de pregunta 3

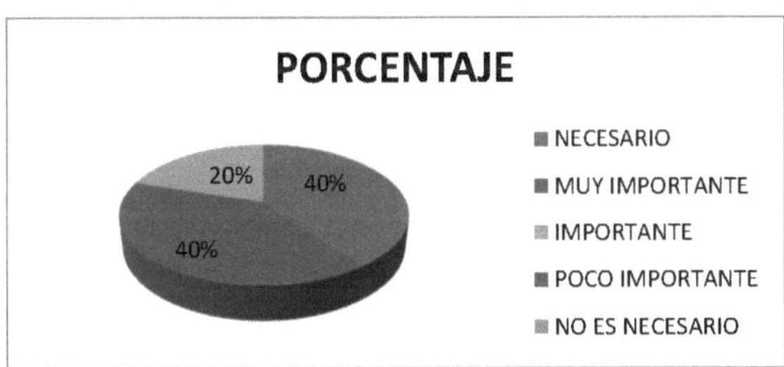

Elaborado por: Leonor Vargas – Brando Carpio
Fuente: Hospital de especialidades Guayaquil

Análisis e interpretación de resultados

El 40% de ellos piensa que es necesario sin embargo el 40% de los profesionales encuestados piensa que es muy importante. El otro 20% cree que es importante que la utilidad del protocolo de disfagia bucofaríngea en pacientes ingresados con antecedentes de apoplejía isquémica, dando así el 100% de los encuestados

4 ¿Qué tan importante sería la implementación de un protocolo del Terapeuta de Lenguaje en el Servicio de Medicina Física y Rehabilitación?

Tabla 9 Pregunta 4

Ítem	Parámetro	Número	Porcentaje
5	Necesario	5	50%
4	Muy importante	5	50%
3	Importante	0	0%
2	Poco importante	0	0%
1	No es necesario	0	0%
	Total	10	100'%

Elaborado por: Leonor Vargas – Brando Carpio
Fuente: Hospital de especialidades Guayaquil

Figura 6 Porcentaje pregunta 4

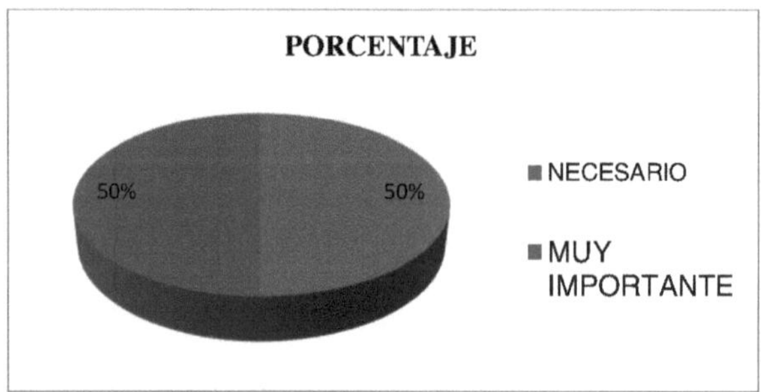

Elaborado por: Leonor Vargas – Brando Carpio
Fuente: Hospital de especialidades Guayaquil

Análisis e interpretación de resultados

El 50% de ellos piensa que es necesaria la implementación de un protocolo del Terapeuta del Lenguaje en el área de medicina Física y rehabilitación, y el 50% de los profesionales encuestados piensa que es muy importante, dando así el 100% de los encuestados

5 ¿Considera importante los beneficios que se obtendrán con el protocolo?

Tabla 10 Pregunta 5

Ítem	Parámetro	Número	Porcentaje
5	Necesario	5	50%
4	Muy importante	2	20%
3	Importante	3	30%
2	Poco importante	0	0%
1	No es necesario	0	0%
	Total	10	100%

Elaborado por: Leonor Vargas – Brando Carpio
Fuente: Hospital de especialidades Guayaquil

Figura 7 Porcentaje pregunta 5

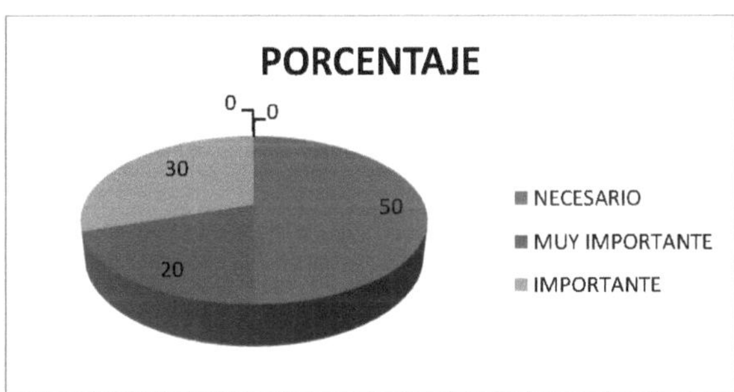

Elaborado por: Leonor Vargas – Brando Carpio
Fuente: Hospital de especialidades Guayaquil

Análisis e interpretación de resultados

El 30% de ellos consideran que es necesario, el 20% de los profesionales encuestados piensa que es muy importante. El otro 30% cree que es importante, dando así el 100% de los encuestados

6 ¿Usted cree necesario recomendar al familiar del paciente con apoplejía isquémica que el afectado inicie una rehabilitación con el Terapeuta del Lenguaje?

Tabla 11 Pregunta 6

Ítem	Parámetro	Número	Porcentaje
5	Necesario	7	70%
4	Muy importante	3	30%
3	Importante	0	0%
2	Poco importante	0	0%
1	No es necesario	0	0%
	Total	10	100%

Elaborado por: Leonor Vargas – Brando Carpio
Fuente: Hospital de especialidades Guayaquil

Figura 8 Porcentaje pregunta 6

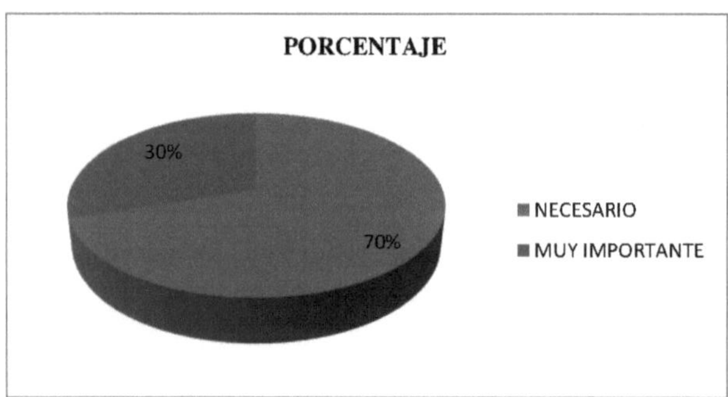

Elaborado por: Leonor Vargas – Brando Carpio
Fuente: Hospital de especialidades Guayaquil

Análisis e interpretación de resultados

El 70% de ellos piensa que es necesario, el 30% de los profesionales encuestados piensa que es muy importante esta recomendación dando así el 100% de los encuestados

7¿Usted cree que después de la intervención con el Terapeuta del Lenguaje el paciente con apoplejía isquémica obtendrá resultados positivos para su salud?

Tabla 12 Pregunta 7

Ítems	Para metro	Numero	Porcentaje
1	Si	10	100%
2	No	0	0%
	Total	10	100%

Elaborado por: Leonor Vargas – Brando Carpio
Fuente: Hospital de especialidades Guayaquil

Figura 9 Porcentaje pregunta 7

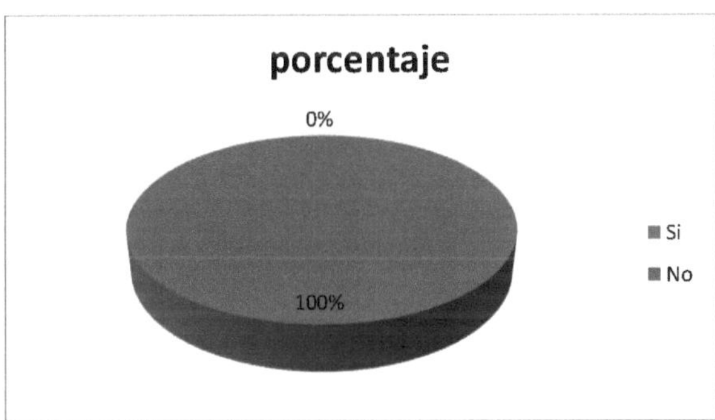

Elaborado por: Leonor Vargas – Brando Carpio
Fuente: Hospital de especialidades Guayaquil

Análisis e interpretación de resultados

El 100% de ellos piensa que si obtendrá resultados positivos para la salud del paciente con el uso del protocolo de disfagia bucofaríngea, el 0% de los profesionales encuestados piensa que no dando así el 100% de los encuestados

8¿Ha tenido preparación para intervenir a pacientes con complicaciones en la deglución y alimentación en rehabilitación de la apoplejía isquémica?

Tabla 13 Pregunta 8

Itms	Parámetro	numero	Porcentaje
1	Si	4	40%
2	No	6	60%
	Total	10	100%

Elaborado por: Leonor Vargas – Brando Carpio
Fuente: Hospital de especialidades Guayaquil

Figura 10 Porcentaje pregunta 8

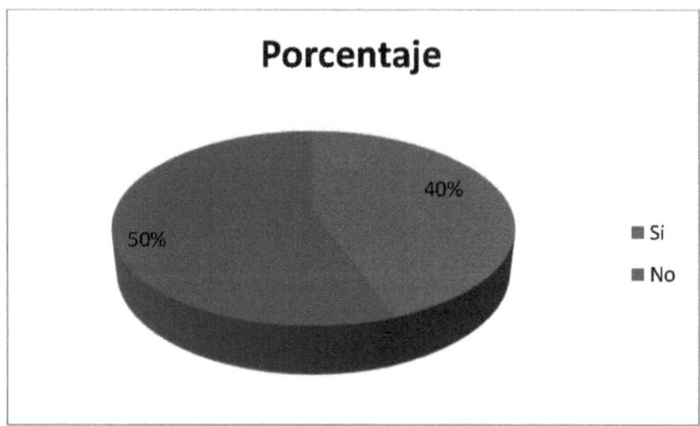

Elaborado por: Leonor Vargas – Brando Carpio

Fuente: Hospital de especialidades Guayaquil

Análisis e interpretación de resultados

El 40% de ellos si ha tenido preparación para intervenir a pacientes con complicaciones en la deglución y alimentación en rehabilitación de la apoplejía isquémica, el 60% de los profesionales encuestados no dando así el 100% de los encuestados

CAPITULO IV

PROPUESTA

El protocolo de disfagia bucofaríngea en pacientes con apoplejía isquémica

Justificación

En nuestro país no existe información suficiente sobre la atención del terapeuta del lenguaje en áreas críticas sobre la Disfagia Bucofaríngea por Apoplejía Isquémica. Este hecho lleva a confusiones que, generalmente, resultan perjudiciales para las personas que la padecen. De allí que la necesidad de contar con amplia información de base científica, producto de investigaciones debidamente realizadas, con validez tanto interno como externa justifica la presente obra.

Por otra parte, se justifica también este trabajo porque los resultados del mismo permitirán un mayor abordaje y tratamiento de las personas que la padecen, así como favorecerán a las instituciones encargadas de tratar estos casos, aun mas a los terapeutas del lenguaje dispondrán de más amplia información frete a estas áreas, en su calidad de profesionales que no solo atienden problemas del habla y del lenguaje si no que abordan y manejan pacientes con trastornos de la deglución.

Introducción

El protocolo disfagia bucofaríngea en pacientes con apoplejía isquémica ofrece al profesional en terapia del lenguaje un campo de intervención amplísimo, que va desde la prevención hasta la detección, intercepción y rehabilitación de las funciones de la deglución. Con el fin de facilitar la tarea reeducativa en áreas críticas, se ha querido confeccionar con esta obra, que no tiene otra intención que concentrar una intervención terapéutica óptima para los pacientes ingresados.

La Apoplejía Isquémica es una causa común de muerte y una razón frecuente de internación en áreas críticas. Los signos de alteración del estado mental, incapacidad para despertar luego de un estado de sedación, trastornos del habla, reducción del nivel de conciencia, agitación o convulsiones recientes pueden ser las manifestaciones más comunes y deben ser la intervención con mucha cautela. Los patrones comunes de daño neurológico entre pacientes con apoplejía isquémica existen; la disfagia bucofaríngea que es una condición frecuente, que con ello lleva altamente un riesgo de aspiración, desnutrición y neumonía. En el estudio del trastorno de la deglución se debe partir con la anamnesis, evaluando la presencia, duración y tipo de disfagia, teniendo claro los factores más relevantes en cada etapa de la evaluación, puede convertirse en un procedimiento corto y efectivo.

Cuando se dispone a reeducar disfunciones musculares del sistema estomatognático, se parte de un diagnóstico, un pronóstico y se aplica una terapéutica. La intención es simple y concreta y apunta a facilitar la tarea reeducativa, que contempla todo el proceso a seguir: anamnesis, ficha de exploración Mio funcional y la propia terapéutica

Objetivos de la propuesta

Objetivo General

Proporcionar al profesional ligado a los problemas de la deglución los conocimientos y herramientas de aplicación terapéutica para una evaluación y tratamiento eficaz de la disfagia bucofaríngea por Apoplejía Isquémica desde el inicio en áreas críticas.

Objetivos Específicos

- Mejor abordaje y manejo en la intervención en áreas críticas.

- Prevenir la aparición de mayores complicaciones.

- Recomendaciones de las medidas compensatorias que deben tomar en cuenta los profesionales y familiares.

Evaluación

Los pacientes ingresados por un evento cerebro vascular isquémico en el Hospital de Especialidades Guayaquil Dr. Abel Gilbert Pontón. La obra se centra en la disfagia bucofaríngea producto de un ECV por tal deficiencia neurológica el apoyo médico debe ser inmediato, el objetivo principal es mejorar la irrigación en la zona de penumbra isquémica periférica. Como también es importante prevenir las complicaciones más frecuentes, como parte de estas manifestaciones, la disfagia bucofaríngea de tal manera debe ser dar la rehabilitación para disminuir los resultados neurológicos y reducir la mortalidad. Dichos pacientes se encuentran en una alteración del estado mental, incapacidad para despertar luego de un estado de sedación, trastorno del habla, reducción del nivel de conciencia, agitación o convulsiones.

Anamnesis y exploración del paciente con disfagia:

Es indispensable revisar la anamnesis tomando en cuenta el informe del Médico responsable y Medico Fisiatra, sin dejar a un lado la información que aporte al familiar del paciente. Tratando de mantener una comunicación al máximo con todos los involucrados y así obtener todas las muestras posibles que nos ayuden a detectar el problema, identificando su origen y posibles hábitos que agravan la situación, así el Profesional tendrá una visión que informar.

Examen preliminar de la Deglución.

- Observación del paciente y de su entorno:

- Postura y movilidad

- Control de las secreciones orales

- Estado de conciencia

- Capacidad para seguir direcciones y contestar preguntas.

- Valoración respiratoria

- Saturación

- Patrón respiratorio de reposo oral o nasal

- Examen anatómico de las estructuras oro faríngeas

- Labios:

- Tono: tolerancia a la respiración nasal con cierre labial. Hinchado de mejillas

- Cierre en reposo: Con movilidad de mandíbula

- Lengua

- Tono: protrusión. Retracción. Movimientos laterales derecho a izquierdo, rápido y lento

- Con máxima apertura bucal: elevación del ápex

- Mandíbula:

- Tono: Posición en reposo

- Descenso movimientos laterales derecho e izquierdo. Protrusión: Retracción

- Descenso contra resistencia. Cierre contra resistencia

- Masticación

- Paladar blando: decir (aaaa) y mantenerlo durante unos segundos.

- Reflejos orales.

- Nauseoso y tusígeno: con un baja lengua y un guante quirúrgico ocasionaremos contracción simétrica de la pared faríngea y paladar blando.

- Sensibilidad oral: identificar áreas de menor sensibilidad con una torunda de algodón

- Calidad vocal

- La voz mojada se asocia con aspiración

- Voz ronca: hay que sospechar dificultad para el cierre laríngeo

Tratamiento de la Disfagia Bucofaríngea

Uno de los principales estudios de los pacientes con Disfagia es determinar la eficacia y la seguridad de la deglución en pacientes actos para la alimentación por vía oral, esta puede ser total, parcial, o terapéutico, es decir una estricta superación y apoyo del Terapeuta del Lenguaje.

Cambios posturales:

La posición más fisiológica para deglutir es con el tronco vertical, es decir sentado en 90° grados (o lo más cercano a ello) Dependiendo de la alteración deglutoria encontrada se recomendará diferentes posiciones de la cabeza al tragar para aumentar la eficacia y seguridad en este proceso

Cambios en la consistencia de la dieta

Habitualmente, las preparaciones más homogéneas y espesas son las más seguras al no dejar residuos y escurrir lentamente, dando tiempo para que se inicie la deglución faríngea.

Cambios en los volúmenes de los bolos

Pacientes con una disfagia significativa toleraran al principio pequeñas cantidades de alimento por vía oral, aumentándose los volúmenes según la rehabilitación vaya progresando.

La rehabilitación del Terapeuta del Lenguaje se divide en

Tratamiento indirecto

Características: sin alimento

Objetivo: entrenamiento de los órganos de la deglución que permitirán conseguir un tono muscular y una movilidad más adecuada para cada función

Praxias preparatoria: prácticas de ejercicios de movilidad, fuerza y precisión.

Material: saliva, baja lengua, guantes quirúrgicos.

Tratamiento directo

Características: Con alimento

Objetivo: Deglución segura y eficaz.

Requerimientos: Practica de las técnicas posturales y maniobras compensatorias.

Materiales: Alimentos en pequeñas cantidades.

Características de estado fonológico y bucofonatorio.

Se sabe que cada paciente es único y particular. Refiriéndose al estado fonológico de aquellos pacientes tras una lesión neurológica se puede presenciar alteración en el sonido, voz susurrada y/o con tinte "mojado".

Tiene su base en las praxias alimentarias, no es extraño suponer que existen alteraciones en dichas praxias, por otra parte, teniendo en cuenta la estrecha relación existente entre forma y función, también es previsible suponer que ante alteraciones de la forma orgánica, puedan presentarse alteraciones en la función, en este caso bucofonatorio.

Intervención del equipo multidisciplinario

Médicos Especialistas. (Neurólogo, Neurocirujano, Cardiólogo, etc.)

Internistas.

Otorrinolaringólogo.

Terapia del Lenguaje.

Terapia Respiratoria.

Terapia Física.

Terapia Ocupacional.

Nutrición y dietética.

Enfermeras /os y auxiliares de enfermerías.

Elementos de apoyo especializado

Equipo de salud mental.

Recomendaciones nutricionales

La alimentación terapéutica: se debe decidir la cantidad que hay que administrar y su frecuencia Dieta oral. Hay que especificar la consistencia sólida y liquida más adecuada

Recomendaciones posturales

Sedestación, con flexión de caderas a 90° durante la comida y mantener esta posición durante 30min – 1h después evitando reflujo esofágico. Definir la maniobra postural que se ha de utilizar si se considera preciso.

Recomendaciones para la alimentación

Cantidad del bolo permitido

Colocación posterior del bolo

Deglución forzada

Repetición de la deglución

Estrategias terapéuticas

Estimulación térmica – táctil

Maniobras deglutorias

Ejercicio de retroacción de la base de la lengua, praxias oral, guía general para la deglución segura, descansar entre bocados, no hablar mientras se come, evitar distracciones

Al final del estudio sobre los pacientes con Disfagia Bucofaríngea por apoplejía isquémica y el diseño del protocolo llegamos a las siguientes conclusiones, durante el proceso de intervención en el área de medicina física y rehabilitación encontramos muchas falencias en relación a como debe ser la postura del paciente, el debido uso de diferentes ayudas técnicas. La necesidad de que el Terapeuta del Lenguaje este en el área de medicina física y rehabilitación por motivo de que es de vital importancia, se debe administrar la debida cantidad de alimento al paciente ya sea solida o liquida

Cuidar la higiene bucal así evitamos serias infecciones, después de esto es recomendable usar enjuague bucal suave que tolere el paciente, se debe mantener al paciente en posición de 90° antes y después de la ingesta del bolo para evitar reflujos, descansar después de cada comida en posición de 90° después de un tiempo de iniciar la digestión. El protocolo dirigido a profesiones en la deglución queda de una manera ordenada la intervención desde la valoración, diagnóstico y tratamiento para los pacientes con disfagia bucofaríngea.

Recomendación

Dentro de los conocimientos aportados en este proyecto, siempre se desea que haya una mejora continua del mismo; por lo tanto, se recomienda a profesionales y estudiantes que tengan interés en el protocolo de Disfagia Bucofaríngea en paciente con Apoplejía Isquémica. Los profesionales constaran con un ordenamiento para la intervención frente a paciente en estados críticos que beneficiara al paciente en su comunicación y deglución. También será de ayuda e importancia a los familiares del paciente.

Se debe incorporar en investigaciones posteriores los desarrollos del tema en estudio. Importante que se ha de utilidad en inicios de la intervención para mejoras de las funciones de la vida cotidiana de pacientes en estados críticos para poder obtener una máxima recuperación y favoreciendo el autovalimiento. También servirá este trabajo de investigación para brinda orientación al grupo interdisciplinario relacionado con la comunicación.

Conclusión

La finalidad de la presente investigación es llenar de conocimientos a distintos profesionales sobre la intervención en áreas críticas a pacientes con secuelas alarmantes por apoplejía isquémicas, que impiden la incorporación del individuo en sus funciones de la vida cotidiana como la deglución. Con la encuesta y el protocolo diseñado después del proceso llevado a cabo en el Hospital de Especialidades Dr. Abel Gilbert Pontón se encontró que efectivamente la actuación del profesional en terapia del lenguaje contribuye al bienestar comunicativo y deglutorio. La gran ayuda que puede proporcionar esta profesión, para los profesionales, estudiantes de la carrera y otras a fines a la sociedad en general. Las personas que presenta afecciones en la función deglutoria podrán mejorar y optimizar la comunicación. Con la información a portada en esta investigación se podrá tener un ordenamiento en la atención del terapeuta y serán direccionadas al paciente, familia y grupo social. El paciente tendrá a lograr la máxima recuperación, disminuyendo el déficit funcional favoreciendo el autovalimiento.

REFERENCIAS BIBLIOGRÁFICAS

(RSNA), R. S. (2016). Coágulos de sangre . *RadiologyInfo.org*, 4.

OMS. (enero de 2015). Recuperado el agosto de 2017, de

http://www.who.int/mediacentre/factsheets/fs317/es/

OMS. (enero de 2015). Recuperado el agosto de 2017, de

http://www.who.int/cardiovascular_diseases/about_cvd/es/

BERVIAN, C. Y. (1989).

GONZÁLEZ, R. Y. (2012).

(2016). Harrison edicion 18. En P. J. IKUO HIRANO.

LIRA, E. M. (2015). IMPACTO DE LA HIPERTENSIÓN ARTERIAL COMO FACTOR DE

RIESGO CARDIOVASCULAR. *REVISTA MEDICA CLINICA. CONDES*, 156-163.

Porraz, P. J. (2017). Aneurisma ateroesclerótico roto de la arteria carótida interna izquierda

intracerebral. *Medicina Legal de Costa Rica - Edición Virtual*, 2.

RODRÍGUEZ, J. M. (2015). DIAGNÓSTICO E INCIDENCIA DE LA DISFAGIA EN

ADULTOS MAYORES A 65 AÑOS POST ACCIDENTE CEREBRO VASCULAR

INGRESADOS AL HOSPITAL DE ATENCIÓN INTEGRAL DEL ADULTO MAYOR

DE LA CIUDAD DE QUITO. PERIODO OCTUBRE 2014 – ENERO 2015.

Sant Anna y Smith, c. p. (1983).

Vivancos, J. (2012). Guía de actuación clínica en la hemorragia subaracnoidea. Sistemática diagnóstica y tratamiento. *Neurologia*, 353-370.

(2016). Harrison. En S. C. Wade S.

(2016). Harrison. En S. C. Wade S. 2563.

(2016). Harrison. En S. C. Wade S.

ANEXOS

Anexo 1 Foto

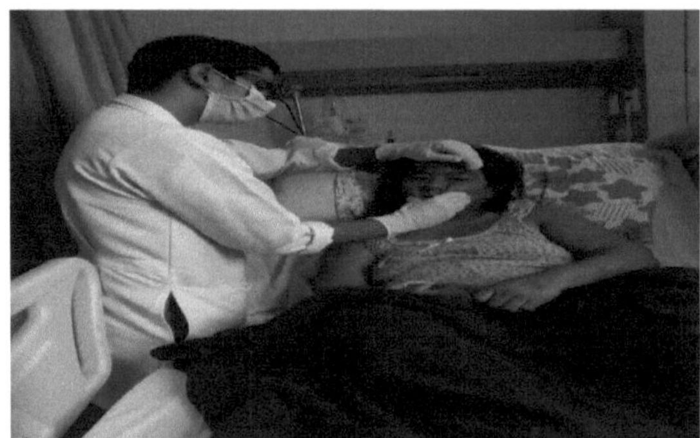

Fuente: Hospital de Especialidades Dr. Abel Gilbert Pontón.

Realizando ejercicios bucofonoarticulatorios a paciente con apoplejía isquémica que presenta disfagia bucofaríngea edad 47 años sexo femenino

Anexo 2 Foto

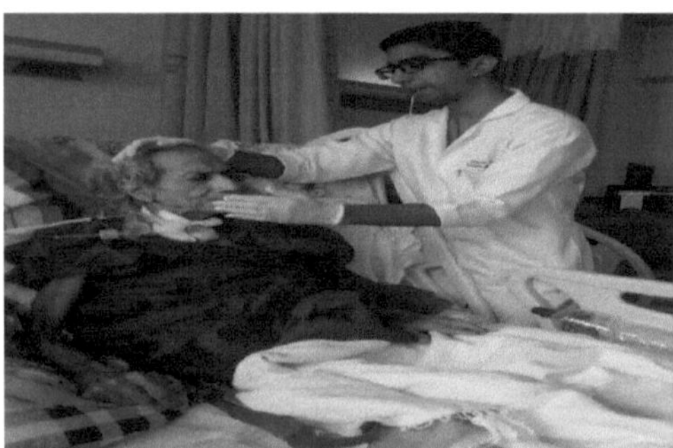

Fuente: Hospital de Especialidades Dr. Abel Gilbert Pontón.

Aplicando terapia miofuncional a paciente con apoplejía isquémica que presenta disfagia bucofaríngea edad 67 años sexo masculino.

Anexo 3 Foto

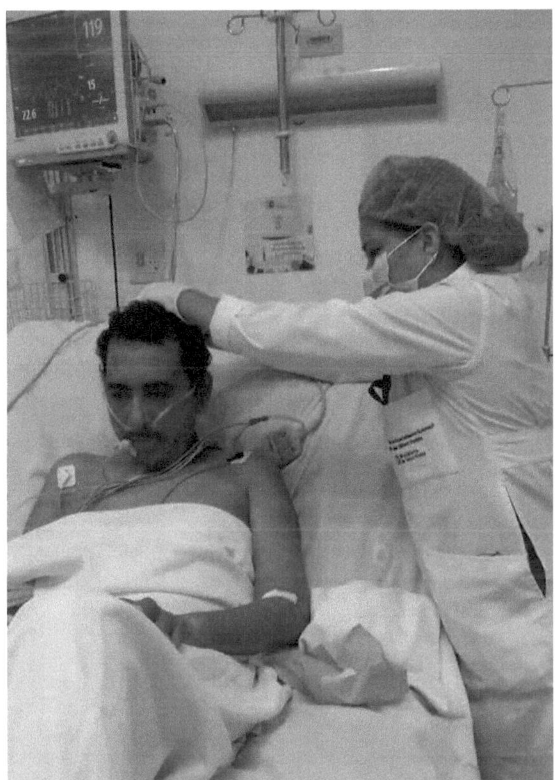

Fuente: Hospital de Especialidades Dr. Abel Gilbert Pontón.

Aplicando terapia miofuncional a paciente con apoplejía isquémica que presenta disfagia bucofaríngea edad 67 años sexo masculino.

Anexo 4 Ficha de evaluación

EVALUACIÓN DE DISFAGIA

1- Datos personales:
Nombre: ____ Edad: ___________
Sexo: F ___ M ___   Fecha de Nacimiento: ___/___
/___
Informante: ______________________________ Parentesco: ________________
2- Criterios de exclusión:
No existe ( ) Enfermedad neurológica previa ( ) disfagia previa ( ) disfagia mecánica ( )
3- Hospitalización:
Evaluación Hospitalaria ( ) Fecha de entrada: ___/___/___
Fecha de salida: ___/___/___ Tiempo de Hospitalización: ___________________
Enfermería: ( ) Escala de coma de Glasgow al admitirse: ___________________
Diagnostico medico: ____
Manejo actual: Pediatra: ( ) Clínico medico ( ) Psiquiatra ( ) Fisioterapeuta ( )
Nutricionista ( ) Otros: ____
Uso de medicamentos: no ( ) si ( ) Cuales: ______________________________
4- Exploración cognitiva del paciente:
Consciente: si ( ) no ( ) somnoliento: si( ) no ( ) GCS:____
5- Condición respiratoria.
- Ventilación mecánica (__) tiempo ________________
- Intubación (__) tiempo __________________
- Extubación (__) fecha __________________
- Traqueotomía (__) fecha ___/___/___
  Cánula silicona (__) Cánula con balón (cuff) (__) cánula sin balón (__) cánula de metal (__)
  Se queda durante alimentación ( ) si ( ) no
6- Evaluación fonoaudiológica: fecha: ___/___/___
   a) Lenguaje compresión / expresión:
   Comprende lo que le es hablado: si ( ) no ( )
   Expresión: ( ) respuesta oral ( ) gestos/acciones ( )
   b) Habla: fluente ( ) no fluente ( ) cual alteración? (omisión, sustitución de fonemas/ palaras; disartria...) _______________________________________

Anexo 5 Modelo de encuesta

UNIVERSIDAD DE GUAYAQUIL
FACULTAD DE CIENCIAS MÉDICAS
CARRERA DE TERAPIA DE LENGUAJE

ENCUESTA DIRIGIDA A PROFESIONALES LIGADOS A LOS TRASTORNOS DE LA COMUNICACIÓN Y DEGLUCIÓN

La siguiente encuesta realizadas por los estudiantes de noveno semestre de la carrera de terapia de lenguaje tiene como finalidad de recolectar información sobre los conocimientos de los profesionales acerca de la intervención frente a pacientes con disfagia bucofaríngea producto de una apoplejía isquémica.

Con el propósito de elaborar un protocolo de disfagia bucofaríngea en pacientes con apoplejía isquémica.

Para el desarrollo de la encuesta debe tener en cuenta:

- Leer atentamente las preguntas.
- Al momento de realizar la valoración su significado es el siguiente:

| 5 | Necesario

| 4 | Muy importante

| 3 | Importante

| 2 | Poco importante

| 1 | No es necesario

❖ ¿Qué tan importante cree usted que es el rol del Terapeuta del Lenguaje en el Servicio de Medicina Física y Rehabilitación con pacientes ingresados con antecedentes de apoplejía isquémica?

1	2	3	4	5

❖ ¿Cuál es su criterio frente a la función que tiene el Terapeuta del Lenguaje en la disfagia bucofaríngea?

1	2	3	4	5

❖ ¿Qué tan relevante es la posible ayuda que le puede servir el protocolo de disfagia bucofaríngea en pacientes ingresados con antecedentes de apoplejía isquémica?

1	2	3	4	5

❖ ¿Qué tan importante sería la implementación de un protocolo del Terapeuta de Lenguaje en el Servicio de Medicina Física y Rehabilitación?

1	2	3	4	5

❖ ¿Considera importante los beneficios que se obtendrán con el protocolo?

1	2	3	4	5

❖ ¿Usted cree necesario recomendar al familiar del paciente con apoplejía isquémica que el afectado inicie una rehabilitación con el Terapeuta del Lenguaje?

1	2	3	4	5

➢ ¿Usted cree que después de la intervención con el Terapeuta del Lenguaje el paciente con apoplejía isquémica obtendrá resultados positivos para su salud?

Si	No

➢ ¿Ha tenido preparación para intervenir a pacientes con complicaciones en la deglución y alimentación en rehabilitación de la apoplejía isquémica?

Si	No

Profesión: ____

Teléfono: _______________________________

Le agradecemos antemano su sinceridad y su tiempo. Muchas Gracias.

Anexo 6 Test de Guss.

GUSS
(Gugging Swallowing Screen)

Nombre:		Edad:
Nº de ficha:	Fecha de Evaluación:	
Antecedentes clínicos:		

1. Investigación Preliminar / Prueba Indirecta de Deglución

	Sí	*No*
Vigilancia (El paciente debe estar alerta al menos 15 minutos)	1 □	0 □
Tos y/o carraspeo (tos voluntaria) (El paciente debe toser o carraspear 2 veces)	1 □	0 □
Deglución de Saliva: • Deglución exitosa	1 □	0 □
• Sialorrea	0 □	1 □
• Cambios en la voz (ronca, húmeda, débil)	0 □	1 □
TOTAL		(5)
	1 – 4 = Investigar más a fondo[1]	
	5 = Continuar con 2ª parte	

2. Prueba Directa de Deglución (Material: agua, cucharaditas de té, espesante de alimentos, pan).

En el siguiente orden:	1 → SEMISÓLIDO*	2 → LÍQUIDO**	3 → SÓLIDO***
DEGLUCIÓN: • Deglución no es posible	0 □	0 □	0 □
• Deglución retrasada (> 2 sg.) (texturas sólidas > 10 sg.)	1 □	1 □	1 □
• Deglución exitosa	2 □	2 □	2 □
TOS (involuntaria): (antes, durante y después de la deglución, hasta 3 minutos después) • Sí	0 □	0 □	0 □
• No	1 □	1 □	1 □
SIALORREA: • Sí	0 □	0 □	0 □
• No	1 □	1 □	1 □
CAMBIOS EN LA VOZ: (escuchar antes y después de la deglución. El paciente debiera decir /O/) • Sí	0 □	0 □	0 □
• No	1 □	1 □	1 □
TOTAL	(5)	(5)	(5)
	1 – 4 = Investigar más a fondo[1]	1 – 4 = Investigar más a fondo[1]	1 – 4 = Investigar más a fondo[1]
	5 = Continuar con Líquido	5 = Continuar con Sólido	5 = Normal
PUNTAJE TOTAL: (Prueba Indirecta y Directa de Deglución)		_________	(20)

*	Primero administrar, 1/3 y 1/2 de cucharadita de agua con espesante (consistencia como pudín). Si no hay síntomas dispensar 3 a 5 cucharaditas. Evaluar después de la 5ª cucharada.
**	3, 5, 10, y 20 ml de agua en taza. Si no hay síntomas continuar con 50 ml de agua (Daniels et al. 2000; Cottlieb et al. 1996). Evaluar y parar cuando uno de los criterios aparezca.
***	Clínico: Pan seco (repetir 5 veces); FEES: pan seco con colorante.
1	Utilizar estudios funcionales como Videofluoroscopía (VFES), Fibroscopía (FEES).

GUSS
(Gugging Swallowing Screen)
GUSS – EVALUATION

	Resultados	Código de gravedad	Recomendaciones
20	Éxito con las texturas semisólido, líquido y sólido.	Leve/ Sin Disfagia Mínimo riesgo de aspiración.	• Dieta normal • Líquidos regulares (la primera vez bajo la supervisión de un Fonoaudiólogo o una Enfermera entrenada).
15 - 19	Éxito con las texturas semisólido y líquido. Fracaso con la textura sólida.	Disfagia Leve con un bajo riesgo de aspiración.	• Dieta para Disfagia (puré y alimentos blandos). • Líquidos muy lentamente – un sorbo a la vez. • Evaluación funcional de la deglución, tales como Evaluación Fibroscópica de la Deglución (FEES) ó Evaluación Videofluoroscópica de la Deglución (VFES). • Derivar a Fonoaudiólogo.
10 - 14	Éxito al deglutir semisólidos. Fracaso al deglutir líquidos.	Disfagia Moderada con riesgo de aspiración.	La dieta para disfagia comienza con: • Textura semisólida, tales como alimentos para bebés y alimentación parenteral adicional. • Todos los líquidos deben ser espesados. • Las píldoras deben molerse y mezclarse con líquido espeso. • Ninguna medicación líquida. • Evaluaciones funcionales de la Deglución (FEES, VFES). • Derivar a Fonoaudiólogo. Suplemento con Sonda Nasogástrica o Alimentación Parenteral.
0 - 9	Fracaso en investigación preliminar o fracaso al deglutir semisólidos.	Disfagia Severa con alto riesgo de aspiración	• Nada por boca. • Evaluaciones funcionales de la Deglución (FEES, VFES). • Derivar a Fonoaudiólogo. Suplemento con Sonda Nasogástrica o Alimentación Parenteral.

Anexo 7 Certificado Avalado de protocolo

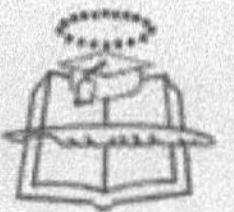

FACULTAD DE CIENCIAS MÉDICAS

ESCUELA DE TECNOLOGÍA MÉDICA

UNIDAD DE TITULACIÓN

CERTIFICADO DE AVALADO

Yo Grecia Valencia Fernández   C.I. 0913406682,

Certifico que el presente trabajo descriptivo llamado "Protocolo de Disfagia Bucofaríngea en pacientes con Apoplejía Isquémica", ha sido, diseñado con mi respectiva supervisión como requerimiento para la obtención de aprobación en el campo de conocimiento de mi profesión. Se informa que el trabajo, ha sido orientado durante todo este periodo y fue elaborado por Brando Carpio Rodríguez con C.I 1206628156 y Leonor del Rocío Vargas Junco con C.I 0926711862.

Reg. SENESCYT : 1006-06-693812

Lcda. Grecia Valencia
TERAPEUTA DE LENGUAJE

Profesional en Terapia del Lenguaje.

Anexo 8 Certificado de Gestión

Oficio Nº 140- UDI-HAGP

Guayaquil, agosto 17 del 2017

Licenciada

Jesús Vagual Saltos

LIDER AREA DE MEDICINA Y REHABILITACIÓN

Presente

A través de la presente solicito a usted, muy comedidamente se sirva brindar las facilidades a los estudiantes **LEONOR DEL ROCÍO VARGAS JUNCO Y BRANDO ALBERTO CARPIO RODRÍGUEZ**, quienes se encuentran realizando su tema de tesis la **DISFAGIA BUCOFARÍNGEA EN PACIENTES EN APOPLEJÍA ISQUÉMICA**, la cual deberán realizar la encuesta en el Hospital de Especialidades Guayaquil Dr. Abel Gilbert Pontón, durante el periodo comprendidos de 01 mayo a 15 Agosto del 2017.

Agradeciéndole por la atención

Atentamente,

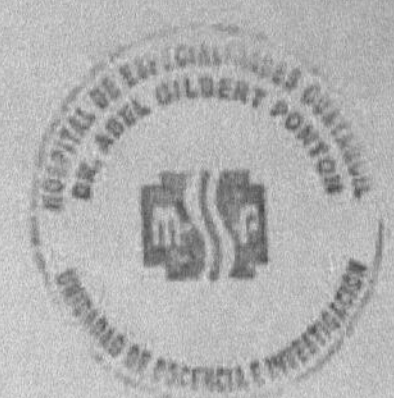

Lcda. Luisa Solís Moncayo

COORD DOCENCIA E INVESTIGACIÓN (e.)

Copia: Archivo

/ Glenda

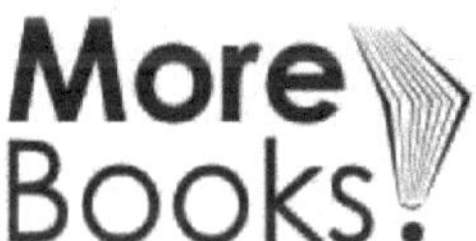

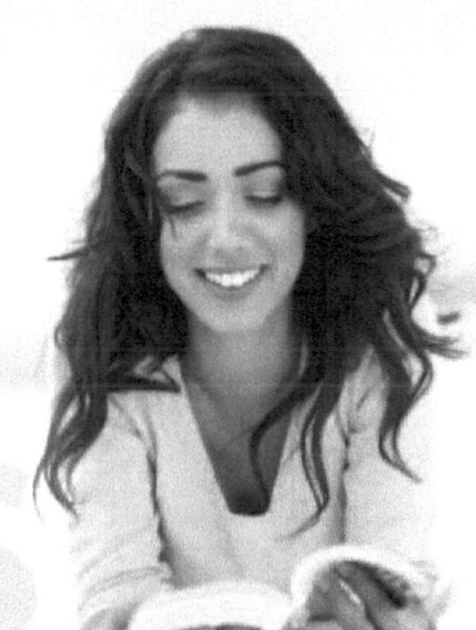

I want morebooks!

Buy your books fast and straightforward online - at one of world's fastest growing online book stores! Environmentally sound due to Print-on-Demand technologies.

Buy your books online at
www.morebooks.shop

¡Compre sus libros rápido y directo en internet, en una de las librerías en línea con mayor crecimiento en el mundo! Producción que protege el medio ambiente a través de las tecnologías de impresión bajo demanda.

Compre sus libros online en
www.morebooks.shop

KS OmniScriptum Publishing
Brivibas gatve 197
LV-1039 Riga, Latvia
Telefax: +371 686 204 55

info@omniscriptum.com
www.omniscriptum.com

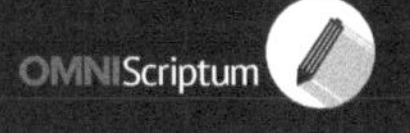

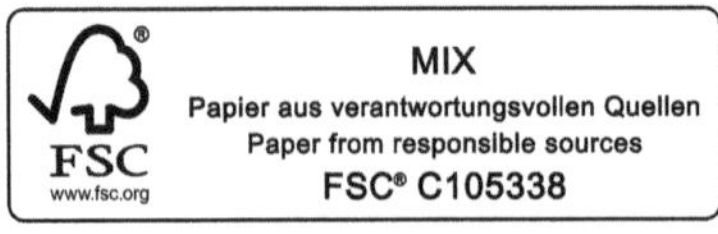

Printed by Books on Demand GmbH, Norderstedt / Germany